AF460750

DE L'ALIMENTATION

PAR LA

VIANDE CRUE

CONSIDÉRÉE AU TRIPLE POINT DE VUE

DE L'HYGIÈNE, DE LA PHARMACOLOGIE ET DE LA THÉRAPEUTIQUE

PAR

LE DOCTEUR G. LUPPI

Ancien Professeur de Matière médicale à l'Université de Modène,
ancien Médecin en chef dans les Armées Sardes, Chevalier de la Couronne d'Italie.

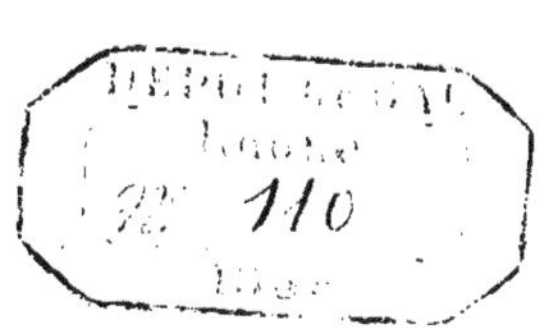

LYON

IMPRIMERIE DU SALUT PUBLIC
Bellon, rue Impériale, 33.

—

1869

DE L'ALIMENTATION

PAR LA

VIANDE CRUE

CONSIDÉRÉE AU TRIPLE POINT DE VUE

DE L'HYGIÈNE, DE LA PHARMACOLOGIE ET DE LA THÉRAPEUTIQUE.

L'Extractum carnis du Baron Liébig aux prises avec la Musculine Guichon (1).

Pendant que la *Gazette médicale de Paris* éditait mon petit travail sur l'*Application de l'hygiène alimentaire à la thérapeutique*, à propos de l'*usage de la viande crue en médecine*, les lecteurs de la *Gazette médicale de Lyon* ont pu assister à une escarmouche scientifique entre l'*Extractum carnis* du baron Liebig et la *Musculine Guichon*, escarmouche qui aurait pris les proportions d'un duel à mort sans le *sufficit* prononcé par le rédacteur en chef dudit journal. De part et d'autre, les compétiteurs ont dépensé beaucoup d'esprit et beaucoup de savoir, et certes, si la question n'eût pas été résolue depuis longtemps, elle l'aurait été infaillliblement dans cette circonstance.

Cette discussion nous a étonné, d'autant plus que franchissant parfois les limites d'appréciation au sujet du degré d'ali-

(1) Ne nous préoccupant exclusivement que du côté scientifique qu'a présenté la discussion à laquelle nous avons assisté, il est presque inutile de prévenir le lecteur que si nous prenons fait et cause pour l'un des adversaires, nous restons cependant entièrement étranger à toute considération accessoire qui ne se rapporte à la question du degré de nutritivité et de digestibilité de la viande crue et de la viande cuite, ainsi que de leurs dérivés.

mentivité relative de deux préparations hygiéniques, elle s'est transportée sur le terrain d'une question qui n'en est plus une, celle de la propriété nutritive de la viande crue comparée à celle de ses dérivés. Nous pensions que la science et l'empirisme ayant conclu en faveur de la viande crue, il n'y avait plus à y revenir, à moins que le besoin d'une cause n'eût suggéré la mauvaise idée de remettre sur le tapis la légitimité de ce que la chimie et l'expérience nous ont fait connaître.

C'est cependant ce qui est arrivé à l'*Extractum carnis* qui, dans sa précipitation de se produire sous une forme attrayante, ne s'est pas donné le temps de réfléchir que ce n'est pas un mode ou un autre d'enrobement qui aurait pu augmenter ou améliorer d'une manière quelconque ses propriétés nutritives. Son inventeur sait mieux que tout autre qu'un bouillon concentré même à température très-basse, s'il peut par sa sapidité servir d'assaisonnement, et s'il peut même exercer une action excitante sur l'estomac, ainsi que tous les bouillons de viande, tout extrait qu'il est, ne saurait contenir que des traces de la propriété nutritive de la chair d'où il provient. Il y a longtemps que M. Malagutti (et même Magendie avant lui) a dit que la viande cuite dans l'eau perd beaucoup de sa propriété nutritive, sans pour cela que le bouillon en acquière. Concentrez ce bouillon, et l'énoncé du chimiste de Rennes sera encore plus vrai.

Avant d'entrer dans l'arène, l'*Extractum carnis* aurait dû s'assurer du degré de ses forces, se présentant à un adversaire dont il n'est qu'un dérivé, au lieu de la quintessence, comme il a la prétention d'être. Et certes il ne devrait pas ignorer que si les alcaloïdes du quinquina représentent les principes actifs de l'écorce péruvienne, ils ne les représenteraient pas si par le fait du procédé d'extraction, ils venaient à subir un degré de décomposition, ainsi qu'il arrive, en prétendant extraire de la viande ses principes alibiles. Conclure des extraits et des alcalis végétaux des extraits et des principes alibiles des substances animales, c'est conclure à rebours de l'empirisme et de la science.

Rien de plus facile que de réduire toute la partie musculaire d'un bœuf à ne peser que 5 kilog., selon les uns, et 3 kilog. 1/2 selon les autres, et même, si on le désire, 800 ou 900 grammes ; rien de plus aisé aussi que de pondérer les prix de la viande et de l'extrait pour faire voir qu'il y a équivalence entre une chose et l'autre ; mais rien de plus téméraire que de tâcher de faire accroire que l'on puisse concentrer dans un gramme d'extrait toute la partie nutritive de 45 grammes de viande. Chacun peut, à peu de frais et sans beaucoup risquer, se convaincre du contraire, sans avoir à sa disposition deux chiens ou deux chats pour faire des essais comparatifs. Que l'on fasse ce que j'ai fait, et la conviction ne se fera pas attendre. Qu'on déjeune une fois avec une soupe trempée dans un bouillon contenant 15 grammes d'extrait de viande, et le matin après qu'on se nourrisse avec 675 (1) grammes de viande, ayant soin de manger la même quantité de pain qu'on a employée le jour précédent pour faire la soupe. Qu'on arrose ce repas d'autant d'eau qu'on a avalé, le jour avant, de bouillon, et qu'on consulte après son estomac, dont la déposition sera infailliblement favorable à l'usage de la viande (2).

Mais, même au point de vue physiologique, si l'*Extractum carnis* réalisait le beau idéal d'isoler les principes alibiles de la viande, il ne faudrait pas oublier que l'estomac est un organe trieur et remuant par sa structure, par ses menstrues, par les actions chimiques qui s'accomplissent dans sa cavité, et qui, pour fonctionner normalement, a besoin d'agir sur un certain volume de substance alimentaire, et non toute alibile. L'occasion se présente pour relever une erreur d'appréciation que l'on commet très-souvent à l'égard de cette prétendue partie des aliments que l'on croit jouir de la propriété de l'alibilité. Nous profitons de l'à-propos pour déclarer que les substances alimentaires ne contiennent pas de partie alibile, mais bien les matières convenables pour la former à l'instant même, que par l'assimilation le sang, qui n'est pas encore vivant, le devient en remplaçant la fibre organique. C'est la chimie organique qui se charge de transformer les aliments en substance assimilable, et ce n'est qu'à la suite d'une très-longue série de transformations que cela a lieu. La chimie ordinaire ne peut réussir à en faire autant, par la raison que dans les aliments il n'y a pas de partie alibile toute faite, et que cette partie alibile est un produit d'actions chimiques, mécaniques, et probablement nerveuses, qui ne sont pas du ressort de la chimie ordinaire. Le sang, qui sans contredit représente le spécimen le plus riche en substance alibile, ne possède cependant qu'un médiocre degré de nutritivité.

Si l'*Extractum carnis* répondait que s'il ne contient pas la partie alibile des aliments, il contient cependant les matériaux.

(1) Ce chiffre est déduit de la prémisse qu'un gramme d'extrait représente 45 grammes de viande. Il devrait être modifié, si l'on adopte avec d'autres chimistes d'autres rapports de poids entre la matière première et le produit.

(2) Le bouillon Duval se vend au prix de 40 centimes le litre, et ce chiffre représente la quantité de six grammes d'Extrait environ, pour la même dose de liquide. L'expérience comparative est facile à faire, et chacun pourra se convaincre que, même au point de vue économique, le résultat n'est point à l'avantage de l'*Extractum carnis*.

et rien que les matériaux les plus propres à la faire de toutes pièces, nous ferions observer que, en fait de viande musculaire, il est difficile de préciser quelles sont les parties alibiles et les non alibiles, et que même dans la supposition que, par un procédé quelconque, on parviendrait à en faire le triage, on pourrait se demander ce que deviendraient ces matériaux déjà choisis, à la suite de l'action de l'estomac qui, au lieu de s'exercer à les séparer lui-même, agirait sur le produit qui est le but de son activité ?

Sans contredit, ce produit artificiel entrant dans l'estomac à peu de chose près tel qu'il doit être lorsqu'il en sort, à la suite des actions gastriques auxquelles il ne peut se soustraire, arrivé aux intestins, ne présentera plus les mêmes caractères qu'il a lorsque l'estomac fait le triage par lui-même.

On croit généralement possible de remplacer l'intervention de l'estomac en lui fournissant des préparations pour ainsi dire toutes digérées, sous prétexte de ménager ses forces, ou de lui permettre un repos absolu. On ne réfléchit pas que, quoi qu'on fasse, l'on ne peut empêcher l'estomac d'agir, à moins de trouver les moyens propres à introduire directement les substances alimentaires dans le duodénum. Et comme il est difficile de supposer que l'estomac laisse passer quoi que ce soit tel qu'il le reçoit, on se demande, encore une fois, de quelle composition serait un chyme qui résulterait du travail digestif effectué sur des matériaux déjà choisis, et presque à l'état de chyme eux-mêmes.

Si les chimistes dans leurs élucubrations ménageaient une place à la physiologie, ils apprécieraient sans doute la fugacité des produits organiques, et leur extraction de toutes pièces. Bon que la viande contienne les principes constitutifs de la chair, que le lard renferme ceux de la graisse et ainsi de suite ; mais la fibre musculaire se dissout dans l'estomac et n'est plus de la fibrine, et le lard après avoir été émulsionné par la bile ou le suc pancréatique n'est plus de la graisse. Ce n'est qu'après avoir accompli une certaine série de transformations qu'il redeviennent ce qu'ils étaient. En cessant d'être ce qu'ils sont, ils se décomposent, et c'est de cette manière que les actions organiques trouvent les matériaux pour les reconstituer. La fibrine se reforme dans le sang, mais elle n'est pas encore la fibrine musculaire ou musculine. Ce n'est qu'en arrivant aux muscles qu'elle redevient chair, et ce n'est que dans cet état qu'elle acquiert la plus haute puissance alimentaire. Un peu plus tôt elle ne l'a pas encore, un peu plus tard elle ne l'a plus, puisqu'elle se transforme en principes excrémentitiels.

Ni le médecin, ni l'hygiéniste ne peuvent en aucune façon briser la chaîne des fonctions de la vie végétative, ni seulement l'abréger sans provoquer des troubles fonctionnels, et ne peuvent non plus ménager un anneau de la série par le repos ou par loi d'équivalence. On pourra suspendre la fonction de l'estomac pendant quelque temps, mettant à profit la latitude d'interruption de l'activité gastrique, c'est-à-dire en prolongeant plus ou moins la durée de ces intervalles de repos. Mais à l'exception d'un dérangement général de l'organisme ou de quelques pervertissements nerveux, la diète absolue n'est pas praticable. Les fonctions de l'estomac ne peuvent se suspendre sans que les transformations crasiques qui viennent après la digestion stomacale ne s'altèrent d'une manière quelconque. Cet organe demande à fonctionner, lors même que son travail n'est pas rémunérateur pour l'organisme. Hippocrate et en général tous les médecins rationnels le savent, et pour se conformer à cette exigence de l'estomac, ils prescrivent des tisanes contenant quelques parcelles alimentaires que l'organe s'occupe à glaner.

Qui sait si même sa propriété sélective, essentiellement analytique, dans certaines circonstances n'a pas pour résultat de préparer des matériaux utilisables dans les synthèses ultérieures, en les puisant, en les extrayant des boissons qui ne sont certes pas des substances alimentaires? Le café n'est pas un aliment, et ne contient certes pas des substances alibiles, et cependant les buveurs de café n'ont pas besoin de se nourrir aussi copieusement que les personnes qui se désaltèrent au moyen d'autres liquides. Les buveurs de vins et de liqueurs ne sont pas de forts mangeurs, et toutefois le vin et l'alcool ne contiennent ni de la fibrine, ni de l'albumine, ni d'autres substances appartenant à la catégorie des aliments alibiles. L'estomac est un chimiste d'une rare habileté: il trouve moyen de désagréger maintes substances inassimilables pour soumettre leur principes constitutifs à une synthèse et à une élaboration successives, et en obtenir des résultats qui simulent ceux qu'on obtient des substances assimilables. On peut dire que cet organe réalise en quelque sorte les aspirations des alchimistes à l'endroit de la pierre philosophale.

Si l'on connaissait un peu mieux ce qui se passe dans les échanges chimiques de l'assimilation, on pourrait se former une idée plus adéquate du mécanisme de cette fonction, et du rôle qu'y jouent les quatre gaz dont se composent en grande partie les substances organiques. Mais à ce sujet on est encore aux suppositions, quoique l'on croie savoir que les substances azotées forment des aliments très-riches en principes assimilables, et conséquemment, sont les plus propres à fournir les matériaux dont l'assimilation a besoin pour s'accomplir. On présume ainsi que les substances dans la composition desquelles prédominent le carbone et l'azote jouent le rôle d'aliment en modérant la désassimilation, et en quelque sorte la recomposition ou le renouvellement de la matière organique. En économisant le nombre des échanges chimiques, ou pour mieux dire en en ralentissant la succession, on économise sans contredit les aliments, et c'est par cette raison que les aliments non azotés furent appelés *aliments désassimilateurs*, en tant que ou bien ils favorisent la désassimilation, transformation de la substance qui a vécu en produits cristallisables ou volatils, ou bien ils règlent la désassimilation, la ralentissent, et économisent ainsi les aliments plastiques, les mettant en état de servir plus longtemps. D'après cette théorie les aliments plastiques ou azotés seraient des aliments *dépensiers* et quelques-uns parmi les *respiratoires* tels que le café, l'eau de vie et le vin seraient des aliments *économiseurs*, s'il m'est permis de faire un néologisme. En un mot, les aliments respiratoires ne donnent rien à l'organisme, mais indirectement ils contribuent à épargner les aliments assimilatifs, quelques-uns parmi eux jouant ainsi le rôle d'aliments indirects.

Cette théorie a été sans doute suggérée par la croyance que les substances azotées seulement, jouissent de la propriété reconstituante des tissus, ayant constaté que les aliments azotés sont les plus nutritifs. Nous avouons pour notre compte, ne pas comprendre la possibilité de séparer l'acte de l'assimiliation de l'acte de la désassimilation, car l'une de ces deux choses implique l'autre, ou en d'autres termes, elles doivent s'accomplir simultanément. Ces deux fractions d'un même acte fonctionnel, ne sont représentées que par le remplacement de molécules; d'une part d'une molécule qui se fait organique, de l'autre part d'une molécule organique qui se transforme en principes immédiats interstitiels, ou en produits qui doivent être expulsés de l'organisme. C'est dans l'accomplissement régulier de la série de ces transformations que réside sinon le mécanisme, tout au moins les conditions de la vie qui s'exerce plus ou moins vigoureusement, selon que ces échanges s'effectuent précipitamment ou avec lenteur. Ainsi admis que certains aliments respiratoires ralentissent la désassimilation et par conséquent l'assimilation, et tiennent ainsi en suspens les affinités (ce qui est difficile à comprendre), il faudra admettre que ce genre d'aliments tendrait à paralyser les conditions essentielles à l'exercice de la vie. L'usage de ces aliments économiserait les aliments plastiques aux dépens d'un degré d'intensité vitale (1).

(1) Si l'on s'en rapporte aux opinions émises à ce sujet par MM. Moleschott Robin, et Beclard, la théorie de la séparation des aliments en plastiques et respiratoires aurait déjà fait son temps.

Quoiqu'il en soit, et quelque que puisse être notre opinion à l'égard de cette théorie qui nous semble très-contestable, nous ne nous en occuperons pas davantage pour ne pas trop nous écarter de notre sujet. Ainsi empressons-nous de revenir à l'*Extractum carnis*, sans nous préoccuper s'il appartient à une classe ou à une autre d'aliments, et sans approfondir théoriquement son influence probable sur la fonction assimilative.

Disons d'abord que le plus souvent qu'on ne le croit, et qu'on serait en droit de croire, cette préparation agit à la façon des diurétiques, quelquefois à la façon des émétiques, et quelquefois aussi à la façon des cathartiques. A quoi attribuer des effets aussi étranges de la part d'un aliment ? Indubitablement ou à l'idiosyncrasie de l'individu, ou à la composition de l'*Extractum*, car ces effets ont été constatés sur des sujets bien portants. Comme la dissolution dans l'eau de cet extrait doit, dit-on, remplacer le bouillon ordinaire, on ne voit pas trop comment il peut se faire, qu'un individu qui se trouve bien du bouillon de ménage, soit dérangé par le bouillon de l'extrait. Donc à cet égard, écartons l'idiosyncrasie, et constatons que cet extrait contenant une foule de sels organiques, probablement indécomposables par l'estomac, ceux-ci agissant à l'instar d'autres sels minéraux émétiques, diurétiques, ou cathartiques, et au moyen de la manière particulière de sentir individuelle, rendons-nous compte pourquoi l'extrait produit l'un ou l'autre des effets sus-indiqués.

Il arrive dans maintes circonstances de commettre une erreur de raisonnement, qu'il est bon de relever, car on y est tombé même à l'égard de l'*Extractum carnis*, en présumant que lorsqu'une proposition est vraie, elle l'est toujours de quelque côté qu'on l'envisage ; l'*Extractum* dit : les substances les plus nutritives contiennent beaucoup plus d'azote que celles qui le sont moins, donc, conclut-il, sa composition présente beaucoup d'azote, conséquemment il est très-nutritif. Il n'est nullement besoin d'invoquer l'acide nitrique, l'urée, l'ammoniaque, qui, si l'on s'en rapportait à leur constitution, mériteraient d'occuper le premier rang parmi les substances alimentaires. Tenons-nous aux notions empiriques les plus vulgaires, et disons que si l'azote est indispensable à la nutrition, il ne constitue pas cependant la partie alibile des aliments, car alors il faudrait admettre que nous nous nourrissons avec l'ennemi le plus violent et le plus déclaré de notre existence. Sa présence est nécessaire dans les aliments plastiques, comme elle est nécessaire dans l'air que nous respirons, mais n'est-il pas évident que dans un cas et dans l'autre, ce gaz est là comme modérateur de l'action d'autres principes, ou comme menstrue intervenant dans les actions et réactions chimiques assimilatives ou élaboratrices de la matière alimentaire? N'est-il pas à présumer que s'il en faut, il n'en faut pas une dose indéfinie, et que la quantité d'azote utile doit se mesurer d'après la quantité des autres principes gazeux auxquels il se mêle? S'il en était autrement, ne pourrait-on pas se nourrir d'eau saturée de gaz azote, comme nous nous abreuvons d'eau saturée d'acide carbonique? Concluons donc, malgré tout le respect que nous devons à l'illustre inventeur de l'extrait, que l'analyse chimique n'a pas une autorité suffisante pour tenir tête à l'empirisme physiologique, et que lors même qu'il serait démontré que la viande se transformant en extrait, absorbe de l'azote de l'atmosphère, et conséquemment que l'extrait est plus azoté que la viande, cela ne prouverait le moins du monde que cet extrait soit plus nutritif que la matière première d'où on le tire. Acceptons de la chimie ce qu'elle peut nous donner en fait de proportions atomistiques révélées par l'analyse, et servons-nons de ces proportions pour classer les différentes séries des composés définis, ou des types, ou des radicaux. Mais lorsqu'il s'agit de déterminer les actions physiologiques de ces composés, et les réactions de l'organisme, c'est aux notions empiriques de l'expérience que nous sommes obligés de recourir, et ces notions dans cette circonstance ne déposent pas en faveur de l'*Extractum* de M. le baron Liebig, ni au point de vue de sa suprématie en fait de nutritivité, ni au point de vue des autres propriétés, qu'on s'est plu à lui accorder.

L'*Extractum carnis* a été mal inspiré d'appeler à son secours la quantité d'azote qu'il renferme, car d'autres substances qui en contiennent plus qu'il n'en contient, ne sont pas nutritives, ou le sont moins. L'analyse chimique nous dévoile l'albumine presque isomérique avec la fibrine des muscles, et cependant quel écart entre la puissance alimentaire de l'une et de l'autre de ces deux substances! Si l'on s'en rapportait à la quantité relative d'azote contenue dans ces deux aliments, ainsi que nous l'avons entendu soutenir de la bouche d'un professeur, on serait amené à envisager ces deux aliments, comme pouvant s'équivaloir, ce qui est contredit par l'expérience. Concluons donc que les corollaires tirés des analyses quantitatives ne sauraient être acceptés ni par les hygiénistes, ni par les médecins, à cause des contradictions que l'isomérie nous présente.

Au point de vue empirique l'*Extractum* s'est précautionné contre le reproche qu'on peut lui faire de ne représenter qu'une piètre nourriture, en conseillant les consommateurs de lui adjoindre des légumes, du lard, et que sais-je encore, pour obtenir un résultat plus satisfaisant. Ne dirait-on pas que l'*Extractum* s'est inspiré de la fameuse formule de la soupe aux cailloux?

Les considérations précédentes tendant à fixer la place de cette nouvelle préparation dans l'hygiène alimentaire pourraient être complétées par d'autres, si nous voulions envisager la question au point de vue de l'économie domestique, et même de l'agrément qu'elle peut procurer au palais en l'enveloppant dans du sucre ou de la farine, ou en l'associant à quelques médicaments pour les rendre analeptiques. En descendant à tous ces détails, non seulement nous outrepasserions les limites que nous nous sommes fixées, nous nous exposerions encore au reproche de prendre au sérieux des annonces et des affiches qui ont tout autre but que celui de faire progresser la science. Toutefois, avant d'achever ce petit compte-rendu des impressions que produit en nous la lecture de la polémique de la *Gazette médicale de Lyon,* l'impartialité nous impose le devoir d'assurer le consommateur sur la parfaite innocuité de ces nouveaux produits, et c'est avec empressement que nous le constatons. Ajoutons encore, que ces produits pourront même être agréables au palais pourvu toutefois, que les excipients soient agréables par eux-mêmes, et qu'ils contiennent le moins qu'on peut d'extractum, car cet extractum laisse beaucoup à désirer en fait de bon goût.

Avec un adversaire qui présente tant de côtés vulnérables, la *Musculine-Guichon* avait évidemment beau jeu, même trop beau, pour qu'il n'y eût de sa part un peu de bravacherie, si elle se vantait d'une victoire dont elle était assurée d'avance.

La *Musculine,* autrement dite *Fibrine des muscles* n'est en dernière analyse que la substance propre des muscles, débarrassée de toutes parties aponévrotiques, tendineuses, graisseuses, auxquelles elle est entremêlée. Elle constitue l'aliment le plus riche et le plus digestible parmi les substances nutritives animales.

M. Guichon a été assez heureux et assez habile pour isoler ce principe alimentaire, pour le conserver et pour l'offrir sous un aspect attrayant. Pour l'isoler, il le sépare de tout ce qui l'accompagne lorsqu'il est à l'état de muscle, c'est-à-dire des membranes et de la graisse. Pour le conserver il a eu recours à deux moyens préservateurs de la corruption, c'est-à-dire par l'extraction d'une certaine quantité d'eau, autant qu'il en faut éliminer, pour éviter la fermentation putride, et en second lieu par son association à une gelée végétale que tout le monde sait être un puissant antiseptique. Voilà ce qu'est la *Musculine Guichon*.

La musculine n'admet pas qu'on en extraye ses principes alibiles, ni qu'on la concentre. Elle est la première parmi les substances alimentaires, à condition qu'on l'administre telle que la viande la donne. Elle descend de son rang, n'importe le procédé qu'on emploie pour la réduire à un petit volume, pour peu que la chaleur et les réactifs chimiques interviennent. On peut impunément la deshydrater en une certaine mesure, assez, nous venons de le dire, pour lui empêcher de se corrompre.

La pepsine, l'acide hydrochlorique et autres réactifs la dissolvent, mais elle est à peu près insoluble dans l'eau. Si la dissolution à l'aide des menstrues chimiques s'effectue en dehors de l'estomac, les préparations qui en résultent perdent sensiblement de leur propriété nutritive, et contractent une saveur inabordable. Cela tient à ce que les principes immédiats animaux sont d'une composition précaire, et que l'estomac veut lui-même servir de creuset, veut faire servir sa pepsine, ses acides hydrochlorique et lactique, ses menstrues en un mot, dont il se sert pour liquéfier les substances solides.

Les expériences physiologiques ont évidemment démontré que la fibrine des muscles est le plus puissant et le plus digestible des aliments connus. Partant de là on aboutit logiquement à établir que la nourriture la plus convenable, sous tous les rapports, est la viande crue, à condition toutefois qu'on puisse surmonter la répugnance que l'on éprouve à l'approcher des lèvres. Pas tant pour la conserver que pour l'offrir convenablement aux yeux et au palais, maints inventeurs de formules se sont efforcés de résoudre ce problème, et déjà les formulaires pharmaceutiques se sont enrichis d'une foule de préparations officinales et magistrales à base de chair crue. Nous ne nous occuperons pas d'en relever le mérite ou les défauts, et moins encore nous arrêterons-nous à en discuter les propriétés thérapeutiques qu'on leur octroye, en ayant épuisé, croyons-nous, cet argument dans notre travail, auquel celui-ci sert de préambule.

L'*Extractum carnis* s'apercevant peut-être que le seul antagoniste sérieux pour lui était la *Musculine-Guichon*, a négligé de parler des autres préparations pour ne s'occuper exclusivement qu'à démolir celle qui peut-être lui donnait plus de souci. Il a critiqué le procédé à l'aide duquel on obtient la musculine, et il est arrivé à l'étrange conclusion que le produit ne pouvait être qu'un produit altéré, qu'en effet il l'était, qu'il sentait mauvais, qu'il avait un goût détestable, et souvent se présentait en état de décomposition. Il a été même plus loin dans sa critique, car il n'a pas craint d'emprunter une facétie émise par un rapporteur en train de plaisanter, c'est-à-dire à soupçonner la Musculine-Guichon ainsi que la viande crue d'être des réceptacles de germes de tœnia et de trichina.

S'il était aisé à la musculine d'attaquer l'*Extractum carnis* au nom de la science et de l'empirisme, il lui était encore plus facile de répondre à une critique basée sur de si piètres objections. La Musculine-Guichon est un produit inaltéré, tout le monde peut s'en assurer, d'un goût agréable, d'une facile digestion, et très-nourrissant. Dans cette assertion il y a une réponse à toutes les accusations que l'*Extractum* en désespoir de cause a formulé contre elle. La musculine n'a qu'un reproche à se faire, c'est de s'être occupée trop longtemps à plaider une cause que le public et les médecins ont jugée depuis des années, et qui ne pouvait être exhumée que pour le besoin d'un produit qui s'accroche à tous les expédients pour écarter les obstacles qui peuvent l'empêcher de se mettre en route.

Que l'*Extractum carnis* en prenne son parti. Nous lui prédisons que si quelques amateurs de choses nouvelles se décident à en essayer, ils ne persisteront pas dans leur détermination, car il n'est d'un goût ni agréable, ni nutritif, et conséquemment, il n'est pas à bon marché. Il n'a pour lui ni les notions acquises à la science, ni l'approbation de l'empirisme, ni les convenances économiques, et ne saurait lutter contre la *Musculine* pas plus que ne sauraient le faire les bouillons, les tablettes et les extraits qui l'ont précédé, et qui sont déjà tombés en désuétude.

Quel que soit l'emploi économique qu'on trouvera plus tard pour tirer parti des troupeaux de bœufs de l'Uruguay, on peut être convaincu que l'on atteindra sûrement à de meilleurs résultats que celui de réduire ces pauvres animaux en extrait, sans même qu'ils puissent avoir la compensation de se dire en mourant: *mors mea, vita tua.*

Admirons les efforts du célèbre chimiste qui s'est évertué à extraire la quintessence d'une chose qui n'existe qu'après avoir été manipulée par l'organisme, et compatissons à la ferveur philantropique qu'on met pour faire croire possible de concentrer sous un petit volume ce qui n'existe pas, et qui est de formation organique. Si la viande fait la chair, comme on dit vulgairement, c'est quand on l'administre à l'état de viande. S'il est permis de sortir une certaine portion d'eau sans nuire à son alimenticité, ce serait abuser de l'analogie que de croire possible de concentrer la viande au delà de certaines limites sans la décomposer. Si la viande crue est le plus nutritif et le plus digestible des aliments, elle est encore le plus facilement corruptible, et l'est d'autant plus promptement qu'elle reste exposée même à un bas degré de température (1).

(1) Voila ce que les faiseurs d'extrait de viande devraient bien comprendre. La fibrine musculaire, quoique renfermant dans sa composition plusieurs principes, que l'analyse chimique peut isoler et énumérer, ne comporte ni l'élimination d'un seul de ces principes constitutifs, ni une modification quelconque dans leurs rapports, sans une perte sensible de sa puis-

Qu'on réfléchisse bien à la perte de substance alimentaire qu'entraîne la concentration du décoctum de la viande, et l'on sera amené à se demander s'il n'y aurait pas convenance de préférer à l'*Extractum carnis* les lanières de viande séchées au soleil (Tasajo du Mexique) ou conservées au moyen de la fumigation, ou par la salaison, ou par l'enrobement gélatineux, ou par le charbon, ou par le bisulfate de chaux, ou par tout autre expédient qui, sans trop nuire à l'énergie alimentaire de la viande, soit susceptible de la préserver des atteintes des influences étrangères? Il y aurait peut-être quelques frais de transport de plus, mais sans contredit on éviterait un gaspillage de substance nutritive fort considérable.

G. L.

sance nutritive. L'on n'a pas affaire ni à un sel indécomposable, ni à un alcali végétal, mais à un principe immédiat organique d'une composition complèxe et d'une actualité très-précaire. Extrêmement sensible aux actions chimiques même les plus faibles, il se transforme très-facilement ou en proteine ou en albumine ou en gélatine, que l'on sait n'être que fort peu nutritives. Ainsi en prétendant concentrer la fibrine pour en extraire ses principes les plus alibiles, on aboutit à une véritable destruction de substance nutritive, d'autant plus considérable, que la manipulation aura été plus compliquée.

Si l'on réfléchit à la quantité de musculine pure contenue dans la viande, que l'on sait être de 22 0/0 environ, l'on est amené à se demander ce qu'il peut advenir de cette musculine dans un extrait qui ne représente que 1/45e du poids de la viande d'où on la tire. Ne sont-ce pas 20,10,0/0 de musculine que l'on perd, ou autrement 91 0/0 de viande. Voilà à quel résnltat désespérant l'on atteint, en caressant la naïve croyance de la possibilité de concentrer les principes alibiles de la viande sous un petit volume.

CONSIDÉRATIONS GÉNÉRALES

SUR LES APPLICATIONS DE

L'HYGIÈNE ALIMENTAIRE

A LA

THÉRAPEUTIQUE

A PROPOS DE L'EMPLOI DE LA VIANDE CRUE EN MÉDECINE

PAR LE

DOCTEUR G. LUPPI

DE LYON

Alimentum enim etiam spiritus est.
HIPPOCRATE.

I. — PRÉLIMINAIRES BIOLOGIQUES

Quoique l'alimentation par la viande crue soit connue de temps immémorial, cependant ce n'est qu'exceptionnellement et de loin en loin que l'on a eu l'occasion de signaler des individus ayant l'habitude de se nourrir avec cet aliment. Considérés comme atteints de cacopragie ou comme doués d'instincts sauvages, on ne s'est jamais donné la peine d'étudier de près ces mangeurs fantasques, et tout ce que l'on a pu vaguement constater, c'est que leur digestion s'accomplit très-facilement et que leurs fonctions s'exercent dans toute leur plénitude. Cependant comme notre existence est entourée de trop d'agents favorables ou défavorables à l'intégrité fonctionnelle, il n'est pas permis de tirer d'une seule particularité un renseignement quelconque qui dépose exclusivement en faveur de l'une ou de l'autre des interventions qui concourent à l'entretien de la vie et à sa manifestation plus ou moins accentuée. C'est pour cela peut-être que les médecins ne se sont jamais sérieusement préoccupés de cette question, à laquelle on n'a jamais attaché une importance quelconque.

Il faut dire cependant que, lors même que nos prédécesseurs

(1) Extrait de la *Gazette médicale* de Paris, année 1868, nos 16, 18, 19, 51.

auraient réfléchi à la différence qui doit exister entre les propriétés nutritives de la viande crue et de la viande cuite, la chimie et la physiologie étaient encore, il y a un demi-siècle, dans l'enfance, et par conséquent ne pouvaient leur être d'aucun secours. Tout au plus ils auraient pu constater empiriquement et vaguement quelques effets, sans se rendre compte de la cause ou des causes accidentelles qui les produisent; de ce côté-là nous ne pouvions rien hériter de nos devanciers, et, en réalité, ils ne nous ont rien légué.

L'étude des principes constitutifs des substances alimentaires et des menstrues chimiques est toute récente, comme sont récentes la chimie organique et la physiologie qui lui ont donné son essor. Il n'y a pas longtemps que nous possédons des connaissances aussi complètes que possible sur les éléments anatomiques que renferment les divers organes des animaux dont nous nous nourrissons, ainsi que sur les corps spéciaux que l'on rencontre dans les différentes substances alimentaires tirées du règne végétal. Nous pouvons dire aujourd'hui que nous savons ce que nous mangeons, tandis que nos ancêtres savaient seulement qu'on pouvait en manger.

Parallèlement aux progrès de la chimie organique, pour ce qui est des substances alibiles, il s'en est réalisé un très-remarquable en physiologie dès que cette même chimie organique s'est occupée d'analyser les liquides qui concourent à la concoction des aliments. Ainsi d'un côté l'on est parvenu à connaître de combien de principes nous pouvons nous nourrir ; et de l'autre de combien de manières ces mêmes principes se transforment pour revêtir les caractères de fibre vivante. Toutes les notions relatives à l'assimilation, commençant par celles qui se rattachent à l'aliment pour finir à la dernière métamorphose qui transforme la matière alibile en substance organique, nous ont été dévoilées par la science moderne, qui est presque parvenue à marquer toutes les lignes qui séparent une transformation de l'autre.

Nous sommes heureux de constater, en passant, que grâce aux résultats obtenus par la chimie organique, la science de la vie (1) a pu quitter les hauteurs métaphysiques et descendre

(1) Si quelques lecteurs, par trop esclaves des séparations scolastiques, trouvaient que c'est mal prendre son temps que de parler de biologie à propos de l'emploi de la viande crue en médecine, je me permettrais de leur dire que lorsqu'on a devant soi un problème qui présente autant d'aspects qu'il y a de ramifications dans la science médicale, ce serait s'exposer à ne pas le résoudre d'une manière complète que de le resserrer dans des limites arbitraires, sous prétexte d'orthodoxie pédagogique. En m'y prenant de toute autre manière, outre que je n'aurais abouti qu'à rédiger un prospectus d'empirique, j'aurais manqué de déférence envers mes lecteurs en les jugeant mal dispos à l'égard des questions de philosophie médicale.

dans des régions plus proches de la réalité. Il est à peu peu près démontré aujourd'hui, ou tout au moins on est autorisé à croire que les différents mécanismes fonctionnels impliquent la présence d'un principe dynamique s'accomplissant cependant par l'intervention simultanée d'influences chimico-structurales. On pourra dorénavant disserter tant que l'on voudra sur la nature et la provenance du soi-disant principe qui nous fait vivre ; mais le savant positif, qui ne cherche qu'à se rendre compte du mécanisme des fonctions physiques de l'économie devra procéder dans ses recherches à la lueur des sciences accessoires à la médecine, je veux dire de l'anatomie pour ce qui est de la partie mécanique, de la physique pour ce qui est des forces, de la chimie pour ce qui est du remuement moléculaire inséparable de l'existence et d'où probablement jaillit la flamme vitale (1).

Dans l'assimilation il s'accomplit toute autre chose qu'un travail réparateur de l'organisme, qui est la loi à laquelle obéissent les êtres vivants, sous peine de cesser de vivre. Le fait de la persistance de la vie sous la dépendance de la non-discontinuité du remuement moléculaire est de nature à inspirer des doutes sur la portée de la théorie acceptée dans les écoles, et d'après laquelle l'organisme ne s'userait que pour avoir l'occasion de réparer ses pertes. Pendant cette usure et cette réparation doivent se produire d'autres phénomènes que les physiologistes n'ont pas encore entrevus et qui peut-être, savamment interprétés, pourraient nous donner la clef de la provenance de cette caractéristique vitale que, faute de mieux, on s'est habitué à envisager comme un attribut d'une force particulière.

La science n'est pas encore assez mûre pour que l'on puisse s'occuper de ce genre de recherches, et la philosophie ne pourrait que nous suggérer des hypothèses physiologiques, nuisibles probablement à la positivité de la science actuelle, qui ne tient compte que de ce qu'il y a de saisissable dans la phénoménologie organique. Laissons donc aux philosophes le soin de déterminer ce que peut être cet élément dynamique qui échappe aux investigations les plus minutieuses ; mais, d'autre part, ne cherchons pas à combler cette lacune avec une entité ontologique qui, spiritualisant la biologie, la condamne à une immobilité absolue.

Je sais bien que, en procédant ainsi, il nous manquera un rouage que la philosophie seule pourrait nous indiquer, si toute-

(1) L'antique fiction, dit M. Cl. Bernard dans son *Problème de la physiologie*, de la vie comparée à une flamme qui brille et s'éteint n'est plus une métaphore : elle est devenue une réalité scientifique. Ce sont en effet les mêmes conditions chimiques qui alimentent le feu dans la nature inorganique, et la vie dans la nature organique.

fois cette science pouvait atteindre à quelques preuves expérimentales. Mais malheureusement c'est de la nature de la philosophie de ne pas en avoir: elle ne peut donc nous en donner. En revanche, elle peut puiser dans les sciences inférieures des renseignements susceptibles de la faire réfléchir au point de douter de la valeur de ses élucubrations et de la solidité de ses dogmes. Si les savants spiritualistes, moins engoués du surnaturel et un peu plus au courant des progrès des sciences actuelles, cessent de tenir leurs yeux fixés au ciel pour les baisser jusqu'à pénétrer dans l'intimité de ce fait chimique, qui est la base de la vie, ils pourront reconnaître l'opportunité de modifier leurs croyances. A moins de croire que la nature et le Créateur ont permis aux organismes d'engendrer des superfluités, il faudra tenir compte de tous ces fluides qui se dégagent de la matière alimentaire au fur et à mesure qu'elle s'élabore, de toutes ces modalités éthérées, pourrions-nous dire, qui jaillissent des échanges chimiques, et qui, par le fait même qu'elles se produisent, ne sauraient se produire que pour accomplir une fonction. La physiologie classique ne leur accorde aucune fonction ni aucun usage. Si les philosophes se décident à les employer, la métaphysique de la physiologie aura fait son temps, et il sera acquis, une fois de plus, que si rien n'est dans la science qui n'ait été dans l'esprit, ce n'est que dans l'examen attentif des faits sensibles que l'esprit doit puiser les données sur lesquelles il peut s'exercer pour parvenir ensuite aux plus hautes conceptions de l'intelligence (1). Contrairement à la méthode spiritualiste, disons que s'il n'est pas encore possible de faire remonter bien haut les sciences accessoires, elles ont gagné cependant assez de terrain pour exiger qu'on les étudie, et qu'on ne tire aucune conséquence sans les consulter. Ce sera plus sûr de commencer par en bas et de s'appuyer à l'expérience sensible avant de se lancer dans des spéculations qui, à des époques moins éclairées que la nôtre, pouvaient à la rigueur tenir lieu et place de notions positives, mais qui aujourd'hui ne sauraient être envisagées que comms un témoignage d'une instruction incomplète, ou comme le travail d'une imagination indisciplinée.

Le spiritualisme biologique lutte encore, mais faiblement, contre les sciences accessoires, perdant du terrain à chaque fois que celles-ci marquent un pas dans la voie de l'expérimentation. Les services que ces sciences ont rendus en aidant à la com-

(1) Un journal est une tribune où toute opinion scientifique peut s'exprimer librement sous la responsabilité de celui qui l'émet. Les considérations développées par M. Luppi, rapprochées de la citation qui termine la revue hebdomadaire, n'impliquent donc aucune contradiction dans les idées professées par la GAZETTE MÉDICALE. (Note du rédacteur en chef.)

préhension des phénomènes jusqu'à ce jour interprétés d'une manière erronée ou totalement incompris nous en font espérer d'encore plus éminents. Toutefois, dans l'intérêt de la science, ce serait, à notre avis, mal juger les notions acquises que d'en exagérer la portée jusqu'à croire que les observations et les expériences déjà accomplies, quoique d'une importance incontestable, autorisent à remplacer les forces par des propriétés matérielles.

Bien des savants ont franchi cette barrière, et la biologie risque d'avoir à traverser une phase de matérialisme, et de donner ainsi encore une fois le spectacle d'une science ballotée entre deux systèmes qui s'excluent mutuellement. Il se peut que ce soit un indice de vigueur intellectuelle de se lancer dans les dernières conclusions; mais à coup sûr c'est manquer de rectitude d'esprit si l'on néglige de s'assurer de la valeur des données sur lesquelles on prétend baser un édifice théorique quelconque. S'il y a des faits qui tendent à amoindrir la participation des entités d'ordre métaphysique dans la phénoménologie des corps vivants, jusqu'à ce jour il n'y en a aucun qui autorise à mettre sur le compte des propriétés matérielles la caractéristique vitale. La ligne qui trace la démarcation entre la matière brute et la matière vivante implique ou la présence d'une intervention active et agissante, ou l'éclosion d'un *quid* particulier qui reconnaîtrait sa raison de se produire dans l'agencement moléculaire, ou mieux dans la rencontre accidentelle des atomes.

Avant de se prononcer en faveur de l'une de ces deux opinions, il serait convenable de se demander quelle est celle qui présente, je ne dirai pas plus de certitude, mais plus de probabilité, dans le cas où l'une serait plus probable que l'autre. Cette notion préalable nous fait défaut, car si d'un côté les spiritualistes ne savent pas ce que sont leurs interventions causales, et ne peuvent en aucune manière nous dire comment il se fait que ces interventions ne se font jour que parallèlement à la constitution des agrégats matériels, et sous l'apparence d'actes chimico-structuraux, mécaniques ou physiques, les matérialistes ne sauraient davantage nous éclairer sur la possibilité, de la part d'une combinaison mécanique quelconque, d'agir indépendamment d'une cause qui l'y pousse. C'est toujours cette notion de la cause qui nous manque, et que nous ne pourrons probablement pas saisir de sitôt. Pour y suppléer, ne conviendrait-il pas de rechercher si, parmi les éléments naturels, il n'y en aurait pas un qui puisse nous fixer sur l'actualité de cette cause, sur sa nature, sur ses rapports avec la matière, sur le nombre des modes qu'elle peut affecter? C'est à la science positive à répondre, et c'est le rôle de la philosophie d'attendre.

Tôt ou tard, il est à présumer, le spiritualisme renoncera à ses entités de pure raison en faveur d'un agent susceptible de se façonner en caractéristique vitale, et le matérialisme reconnaîtra dans le même agent la cause capable de maintenir en haleine les engins organiques, sans avoir besoin de recourir à des propriétés matérielles latentes qui écloraient par le fait de combinaisons structurales. Dans le spiritualisme il y a superfluité, dans le matérialisme il y a indigence (1). Le correctif de ces deux imperfections réside dans les conséquences que l'on peut tirer de l'étude complète de tout ce qui se produit dans l'organisme, où se dégagent assez d'agents actifs pour pourvoir à la non-discontinuité des actes vitaux, et imprimer à ceux-ci la caractéristique qui leur est propre (2).

II. — Aperçu physiologique.

Pour quiconque connaît le rôle que jouent dans l'exercice de la vie les fonctions des organes digestifs, les plus petites particularités qui s'y rattachent ne sauraient manquer d'avoir une importance capitale. Centre chimique, l'estomac opère la première transformation de la matière nutritive pour en préparer ensuite, à l'aide et avec la coopération de son prolongement, la partie alibile. Aussi la nature a-t-elle réuni dans la cavité de cet organe une quantité désormais bien déterminée de réactifs chimiques, destinés à liquéfier toutes les matières solides dont l'homme se nourrit, quels que soient la nature et le nombre des principes qui les constituent.

A l'accomplissement de la chimification concourent toutefois d'autres influences d'un ordre tout à fait différent, mais convergeant toutes vers un même but. Et d'abord l'action muscu-

(1) La matière n'engendre pas les phénomènes qu'elle manifeste. Elle n'en est que le substratum, et ne fait absolument que donner aux phénomènes leur condition de manifestation, seul intermédiaire par lequel le physiologiste peut agir sur les phénomènes de la vie. (M. Cl. Bernard, Revue des Deux-Mondes, t. LXII, p. 887.)

(2) Parmi les hypothèses les plus séduisantes, par leur caractère d'universalité et par leur souplesse à se plier sous les dictées de la science actuelle, il faut placer sans contredit celle de l'existence d'un éther infini qui pénètre tout, embrasse tout, et prend connaissance de lui-même à travers les degrés infinis de l'existence universelle. Cette conception philosophique, due au génie d'Hippocrate, est littéralement renfermée dans cette autre pensée de M. Cl. Bernard se demandant : « Ne pourrait-on pas ajouter que l'intelligence elle-même, dont les phénomènes caractérisent l'expression la plus élevée de la vie, se révèle en dehors des êtres vivants, dans l'harmonie des lois de l'univers? » (*Loc. cit.*, p. 881.)

laire qui se traduit par une série non-discontinue de contractions et de relâchements admirablement enchevêtrés et s'exerçant de manière à produire une agitation des parois gastriques indispensable à la malaxation des substances nutritives. Il faut tenir compte aussi des vaisseaux absorbants dont ces parois sont garnies, destinés sans doute à exporter les liquides déjà prêts à pouvoir entrer dans la circulation lymphatique.

Parmi les interventions d'un ordre mécanique et pour ainsi dire indirectes, il y a encore la porosité des parois gastriques. Ces parois constituent à nos yeux un organe d'une très-grande importance quoique relégué au dernier plan par les physiologistes. Ni la *diurèse,* ni la *diaphorèse* qui suit instantanément l'ingestion d'eau dans les moments de fortes chaleurs, ni le *diabète,* ni les *réactions hydro-thérapiques* ne se conçoivent sans tenir compte du mode d'intervention de tous ces petits pores chargés de donner passage aux substances liquides, si elles dépassent la quantité convenable aux actions et réactions chimiques et autres qu'exige la chimification des substances alimentaires.

Si la connaissance exacte d'un mécanisme fonctionnel nous instruit à l'égard des altérations pathologiques de l'organe qui en est le siége, par contre les anomalies, les exagérations, les suppressions fonctionnelles peuvent à leur tour nous aider à comprendre le rôle des divers appareils à l'aide desquelles une fonction s'accomplit. Ainsi il est nécessaire d'admettre que les liquides puissent passer au travers des parois gastriques, probablement sous forme vaporeuse, pour se condenser ensuite et être absorbés par les parois de la vessie, ou transportés entre les mailles du système lamineux des parties adjacentes. Selon toute apparence, le canal intestinal (et nous l'avons constaté à l'aide du microscope) est parsemé de petits trous qui donnent passage aux liquides tantôt du dedans au dehors et tantôt en sens contraire. C'est à ces petites ouvertures à courant opposé que semble dû le degré de consistance voulu par le chyle et par les matières à déjection pour que l'absorption du premier puisse avoir lieu et que les autres ne sortent de l'organisme qu'entièrement épuisées de tout principe alibile. Ainsi, d'après nous, l'estomac exhalerait la partie liquide superflue à la concoction des aliments ; les intestins grêles absorberaient pour maintenir leur contenu dans un état de liquidité convenable; les gros intestins exhaleraient pour solidifier les matières à excréter. Que l'on suppose interverti l'ordre de ces exhalaisons et de ces inhalations, et l'on se formera une idée exacte de la genèse d'une bonne partie des maladies qui affectent les intestins, ou sont les conséquences d'une digestion gastro-intestinale pervertie.

Cette théorie que nous nous bornons à esquisser est susceptible de développements physiologiques et pathologiques, et, appliquée plus particulièrement à l'interprétation des fonctions gastro-intestinales et de la cause prochaine de plusieurs maladies, elle rend compte d'une manière plus acceptable des unes et de l'autre que ne saurait le faire la physiologie classique (1).

Pour compléter l'énumération de toutes les interventions qui concourent à l'accomplissement de la fonction gastro-entérique, il ne nous reste plus qu'à signaler l'action nerveuse, ou dynamique, destinée évidemment à maintenir en haleine les forces musculaires, et à recevoir les premières impressions des substances ingérées. Tout le monde sait que quelques gouttes d'alcool ou de vin raniment le système nerveux assez instantanément pour laisser croire à un rapport immédiat qui s'établit entre le liquide exhilarant et les ramifications du pneumo-gastrique, qui aboutit directement au cerveau. La nature de cette

(1) La porosité, qui est le résultat des petits vides que laissent entre eux les tissus primitifs constituant le système membraneux, ne saurait être envisagée comme une particularité exclusivement d'ordre physique. Les petites ouvertures, à l'aide desquelles la filtration s'accomplit, donnent passage à certains principes matériels en le refusant à d'autres, ce qui fait que la membrane est un organe, dirait-on, sélectif ou analytique par excellence, et conséquemment un organe modificateur, voire même transformateur des matériaux qui doivent servir à l'assimilation, puisque ces matériaux depuis leur entrée dans l'organisme jusqu'à leur sortie, ne sont charriés que par des appareils membraneux, et puisque pendant leur route ils subissent des modifications très-sensibles.

Ainsi l'élaboration de la matière nutritive est confiée en bonne partie à la porosité membraneuse qui, en dernière analyse, représente l'influence physico-mécanique de l'organisation, influence qui aboutit à un résultat chimique d'analyse ou de synthèse.

Pour bien apprécier l'importance physiologique de la porosité membraneuse, on n'a qu'à considérer ce qui se passe dans la cellule embrionnaire creuse, ou à noyaux, ou à nucléoles. Quoique le microscope nous fasse défaut, nous serons obligé d'admettre que cette cellule, être vivant soit-il, ou germe reproducteur, par le fait même que l'une et l'autre de ces suppositions impliquent un acte vital, renouvelle son matériel, ce qui est la condition *siné quà non* de l'existence. Ce renouvellement, qui est peut-être le but final de l'assimiliation, implique sans contredit une entrée et une sortie, une endosmose et une exosmose, en un mot la perméabilité membraneuse.

Ni l'introduction du chyle dans les vaisseaux absorbants, ni son élaboration successive pendant son trajet, ni l'élaboration de la lymphe dans le système lymphatique, ni le passage du sang artériel dans les veines, ni la décarbonisation et l'oxygénation du sang veineux des poumons, ni l'inhalation et l'exhalaison, ni peut-être des fonctions de plus haute volée ne sauraient être interprétées d'une manière acceptable sans faire intervenir la porosité membraneuse. Cette particularité structurale est donc de la plus haute importance pour le physiologiste si elle fait acte de présence dans l'accomplissement des faits les plus saillants de l'existence.

Voulant donner un aperçu physiologique de la digestion, nous ne pouvions donc passer sous silence cette particularité organique, qui constitue le seul coadjuteur des affinités. Un canal gastro-entérique imperméable ne saurait

intervention ne nous est pas connue, mais elle n'en existe pas moins; ce qui le prouve surabondamment, c'est que la digestion ne se fait pas ou se fait mal à la suite de la ligature des nerfs qui vont à l'estomac. D'après les expériences de M. Claude Bernard, le nerf pneumo-gastrique jouerait le rôle d'un menstrue chimique, puisque la quantité normale de sucre peut s'accroître rien qu'en agitant ce nerf une fois coupé. Quoi qu'il en soit, et bien qu'inconnue dans son mécanisme, cette intervention est de la plus grande importance, et il faut en tenir compte pour ne pas commettre la faute de ramener à une seule influence le jeu d'une fonction complexe, qui ne saurait s'effectuer qu'à l'aide de plusieurs.

Il resterait à parler des systèmes sanguins artériel et veineux, mais ces vaisseaux et leur contenu n'agissent sur la digestion que d'une manière indirecte, c'est-à-dire en fournissant les matériaux à l'aide desquels se forment les menstrues chimiques, si tant est que ces menstrues ne soient le produit du renouvellement incessant de la matière organisée par l'acte de l'assimilation, et dans cette hypothèse, qui trouve dans des expériences récentes un point d'appui, le sang ne servirait qu'à réparer l'usure que subissent les organes à la suite de la transformation de leur propre substance en matière sécrétée (1).

trouver dans son contenu toutes les conditions nécessaires à son fonctionnement. Si les menstrues chimiques qu'il renferme aboutissent à la liquéfaction de la matière nutritive, la chimification et la chylification ne pourraient normalement s'effectuer sans la proportion voulue de véhicule qui en est comme l'excipient, Sous peine de n'absorber que de l'eau, les vaisseaux chylifères ne sauraient servir à l'élimination du liquide superflu, à moins d'admettre que ce liquide superflu reste à la charge du tube intestinal, et dans cette hypothèse, une foule de faits resteraient incompris et incompréhensibles.

Toute spéculatives que ces idées puissent paraître à ceux qui n'auraient pas l'aptitude d'en saisir la portée pratique, leur provenance n'est pas moins légitime, comme étant basée sur des notions anatomiques incontestables. Elles se prêtent admirablement à l'éclairciesement de questions physiologiques et pathologiques de la plus haute importance que la science actuelle ne saurait aborder avec quelques probabilités d'en donner une solution satisfaisante.

(1) La solution de cette question se rattache à un autre ordre d'idées relatif à la nature des actions catalytiques et à l'origine de certains êtres. Dans l'état actuel de nos connaissances, ou mieux d'après l'avis de quelques savants, voici ce qu'on peut admettre comme probable.

Les observations microscopiques instituées dans le but de démontrer ce qui se passe dans la fermentation ont conduit M. Béchamp à penser que les produits du travail fermentatif ne sont pas le résultat d'actions et réactions chimiques, mais proviennent du ferment même, qui serait, d'après l'illustre chimiste de Montpellier, quelque chose qui se nourrit, s'assimile la matière fermentescible après l'avoir digérée, et secrète des principes immédiats divers selon le genre de nourriture dont il s'alimente. Ce ferment est un globule creux, ayant deux millièmes de millimètre de diamètre, et se

III. — Renseignements chimiques.

Pour compléter ce qui nous reste à dire sur la fonction de la digestion, que M. Longet définit « une fonction qui a pour but immédiat d'extraire des aliments les principes de réparation, et de rendre ceux-ci propres à être absorbés et versés dans le torrent de la circulation, » nous ajouterons quelques considérations tirées de la chimie.

La fonction de la digestion consiste en un travail éminement chimique, toutes les interventions signalées jusqu'ici n'aboutissant qu'à favoriser l'action des réactifs digestifs, et le résultat final n'étant en dernière analyse qu'une modification crasique de la substance alimentaire. Ces réactifs digestifs ne proviennent pas tous de l'estomac; outre le suc gastrique concourent au même but la salive, la bile, le suc pancréatique et le suc intestinal. Chacun de ces liquides joue un rôle spécial et pré-

trouve dans le foie, dans la bouche et dans toutes les parties de l'économie où se produisent des fermentations. Il y a donc dans notre organisme des êtres vivants, qui digèrent pour nous et sans nous, et pour peu que l'on envisage l'assimilation comme un acte fermentatif, l'organisme ne serait qu'un grand polypier, un agrégat de petites granulations creuses microscopiques placées au milieu de différentes substances organiques et autres qu'elles s'approprient pour les rendre ensuite sous une autre forme, après avoir pour un instant participé à leur constitution. Le sang artériel serait ce liquide fermentescible d'où toutes ces granulations tireraient leur alimentation, et ce serait de cette manière que le sang se transformerait en liquide sécreté, c'est-à-dire à condition d'avoir contribué à l'existence de ces êtres microscopiques. Poussant la pensée plus loin, on serait tenté de croire que la durée de la vie de ces êtres est tout autre qu'instantanée, car le sang artériel ne se consume pas tout dans les actes assimilatifs, ce qui devrait être si ces granulations se recomposaient et se décomposaient sans cesse pour se transformer en liquides sécretés. Il reste une quantité de sang artériel superflue à l'assimilation, mais ayant perdu quelques-uns de ses principes constitutifs qu'il recouvrera plus tard en venant au contact de l'atmosphère pour échanger l'excès de carbone qu'il contient contre l'oxygène qui lui manque.

Cette théorie, qui fait de la fermentation, de l'assimilation et de la combustion trois modes de vie des êtres, est très-séduisante par son caractère synthétique. Est-elle incontestable? Je ne sais; car dans ces régions microscopiques il est très-difficile de discerner à quelle catégorie d'agglomérations matérielles on a affaire, ainsi qu'en fait d'observations et d'expériences chimiques il n'est pas bien aisé de se prononcer sur la question de savoir si toutes ces transformations auxquelles ces ferments donnent lieu sont dues à l'intervention d'un organisme, ou purement et simplement à des réactions d'affinité entre les quatre principes gazeux rudimentaires des corps organisés. Il se pourrait que nous eussions affaire à un mode de cristallisation particulier aux substances gazeuses, et que la formation de ces petits cristaux ne soit que la conséquence d'une réunion accidentelle de molécules hétérogènes déterminée d'après les lois des affinités. Si la présence de ces granulations est indispensable pour que la fermentation s'accomplisse, si ces granulations se multiplient, rien ne nous dit que ce n'est pas par une action catalytique que le phénomène se produit.

sente par cela même une composition différente. Tous cependant renferment des principes organiques, sinon des êtres organisés (*voyez la note précédente*) (1), qui agissant à l'instar des ferments, constituent la cause principale de la dénaturation des aliments et de leur transformation en chyme. La salive contient la *ptyaline* qui, d'après M, Miahle, transforme la fécule en dextrine et en glycose, ce qui lui a valu la dénomination de *diastase salivaire*. Le suc gastrique renferme la *pepsine*, dont le nom dénote assez la part qu'elle prend à la concoction des aliments. La bile présente une composition chimique des plus compliquées et, n'agissant d'ordinaire qu'à la façon des substances alcalines, laisse croire que dans la digestion elle n'intervient que comme une substance capable de désagréger certains aliments. Cependant l'usage physiologique de la bile n'est pas encore déterminé d'une manière satisfaisante. Le suc pancréatique possède une propriété désagrégeante à l'égard des fécules en les changeant en dextrine et ensuite en glycose. Doit-il cette propriété à la *pancréatine*, substance organique particulière analogue à la diastase salivaire? c'est ce que nul jusqu'à ce jour n'a fixé d'une manière indiscutable.

(1) Quoi qu'il en soit de la nature des granulations azotées dont il a été question dans cette note, elles représentent ou le point le plus élevé des cristallisations minérales, ou les premiers échelons de la chaîne des êtres organisés. D'un côté ou d'un autre qu'on les place elles sont à la lisière d'un règne de la nature. Si ce sont des cristaux, ce sont des cristaux organisés; si ce sont des êtres organisés, ce sont des organismes chimiques. C'est sur leur structure que viennent s'étaler les différences caractéristiques qui sont propres aux animaux ou aux végétaux. Sans en être bien sûr, nous penchons à croire qu'elles participent à la vie, et dans cette hypothèse nous nous demandons si elles ont eu besoin d'un germe ou d'une spore pour se former, et si les évolutions de leur existence sont dues à la présence d'une force vitale, qui ferait son apparition à leur endroit, ou bien si elles ne se rattachent pas aux lois de la chimie et de la physique. M. Ed. Grimard, au sujet de la genèse des premiers échantillons vivants, s'exprime ainsi : « On voit sur certains liquides en fermentation apparaître des pellicules gélatineuses qui se forment spontanément, augmentent de volume et finissent par donner naissance à des myriades de cryptogames et d'infusoires microscopiques.

« Cette membrane proligère est à volonté une matière minérale sans cristallisation, ou une matière animale et végétale sans organisation. Les récentes découvertes de M. Charles Brame (de Tours) démontrent que dans la cristallisation de certains corps il se présente, non pas seulement un simple accroissement, mais bien une succession de formes et comme un état embryonnaire qui, dans ces corps bruts, affecte une disposition utriculaire exactement analogue à celle des tissus organiques. Ces phénomènes établissent un trait d'union qui relie les minéraux aux végétaux les plus inférieurs. On sait enfin quelles affinités rattachent l'un à l'autre les deux règnes supérieurs. Les trois règnes sont donc soudés par la base. La cellule paraît être l'organe essentiellement primordial de la vie, et c'est dans cet infime globule que la philosophie des sciences doit venir étudier le problème des origines. » (REVUE DES DEUX-MONDES, t. LXVIII, p. 665).

D'après ce qui résulte de l'examen chimique du suc intestinal, institué par des chimistes de premier ordre, il paraîtrait que ce liquide diffère très-peu du suc pancréatique, ce qui a fait dire que les matières amylacées, après un commencement de digestion qu'elles reçoivent de la diastase salivaire, achèvent de se désagréger dans l'intestin grêle par l'action combinée du suc pancréatique et du suc intestinal, et même par la seule action de ce dernier.

Outre tous ces principes, dont le rôle, avons-nous dit avec les micrographes et les chimistes les plus distingués, ne diffère en aucune manière de celui des ferments, les liquides que nous avons signalés contiennent d'autres substances qui ne sauraient être envisagées comme indifférentes, si la nature a voulu qu'elles fissent nombre dans la composition des réactifs digestifs. Le suc gastrique contient un acide libre, d'après les uns le lactique, d'après les autres l'hydrochlorique, les deux pouvant aider à dissoudre la viande, puisque la fibrine se dissout complètement dans de l'eau contenant un dixième d'acide hydrochlorique. Il est à noter à ce propos que dans la digestion de la viande et de la graisse, la réaction des liquides intestinaux est acide, tandis que dans la digestion des matières sucrées, amylacées et herbacées, la réaction intestinale est toujours alcaline (*Pelouze et Fremy*, t. VI, p. 571).

Si beaucoup de connaissances positives sont encore à l'état de *desiderata* de la science à l'égard de la digestion, nous pouvons cependant prendre note de deux corollaires, d'une précision scientifique indiscutable. Le premier est que ni la bile, ni la salive, ni le suc gastrique n'ont le pouvoir d'émulsionner la graisse, qui cependant s'émulsionne instantanément au contact du suc pancréatique, et d'après ce qu'il paraît non à cause de l'alcalinité de ce liquide, mais uniquement par sa matière organique coagulable, celle-ci ayant la faculté de dédoubler les substances grasses en glycérine et en acides gras. Le second corollaire se rapporte à la composition atomistique des substances végétales et animales dont nous nous nourrissons : les unes contiennent de l'azote, les autres en sont dépourvues. Parmi les substances animales, celles qui en contiennent sont l'albumine, la fibrine, l'hématosine, la caséine et la gélatine, et parmi les substances végétales l'albumine végétale (*gluten*), l'émulsine, la caséine végétale (*légumine*), la fungine, gliadine, mucine et la gélatine végétale ((*pectine*). Les aliments simples d'ordre animal non azotés sont : le sucre de lait, l'acide lactique les graisses et les huiles, et les aliments simples végétaux qui ne contiennent point d'azote sont : l'amidon, la dextrine, les sucres, les gommes, les sucs acides, les huiles grasses.

Toutes ces substances alimentaires remplissent dans l'organisme un rôle différent selon la catégorie à laquelle elles appartiennent. Tandis que les aliments azotés servent à la rénovation des tissus, les non-azotés par leur carbone et leur hydrogéne fournissent les matériaux pour entretenir la chaleur animale. De là les dénominations qu'on leur a données aux premiers d'*aliments plastiques,* aux seconds d'*aliments respiratoires.*

Les uns et les autres sont également nécessaires à l'entretien de l'existence de l'homme et de certains animaux, et cela résulte d'expériences très-concluantes instituées dans le but de démontrer que l'usage exclusif d'une nourriture azotée, ainsi que d'une nourriture non azotée, est également insuffisant et même nuisible à la nutrition des animaux. D'où l'on peut tirer la conséquence que la nourriture la plus convenable doit comprendre l'usage simultané des uns et des autres en proportions déterminées. Cette conséquence d'ordre purement physiologique trouve une application très-importante dans le traitement de diverses maladies, qui tantôt sont caractérisées par un manque de rénovation organique, et tantôt par une fixation anormale d'oxygène dans l'acte de la respiration, fixation qui paraît exiger un dégagement donné de carbone pour s'accomplir physiologiquement. Sans vouloir descendre à tous les détails d'application de cette théorie due à MM. Liebig et Dumas (voy. pag. 8), nous pourrons dire cependant que la nature a disposé les choses et multiplié les réactifs digestifs, comme si elle s'était proposé de faire frugivores certains animaux, d'autres carnivores, et omnivore l'homme qui l'est par excellence. Les appétits des uns et des autres tiennent à la présence des menstrues digestifs qu'il faut employer pour digérer les substances alimentaires que ces appétits font convoiter. Il y a toujours parallélisme entre la nature du réactif et celle de la substance alimentaire sur laquelle ce réactif doit agir. Je vais plus loin, et je dis qu'il doit se passer quelque chose de semblable même dans le cas d'animaux omnivores comme l'homme, c'est-à-dire que la prédominance d'un réactif digestif doit déterminer le choix des aliments, comme elle décide du mode d'appétence. Aussi voyons-nous parmi les hommes des individus se nourrir exclusivement d'une catégorie d'aliments ou d'une autre, ce qui implique, comme nous venons de le dire, la prédominance d'un menstrue, ou des conditions morbides qui déterminent la disette de certains réactifs, et la surabondance relatives d'autres. Cela s'accomplit cependant dans certaines proportions, et subit de nombreuses exceptions qui empêchent de pouvoir généraliser le fait que nous venons d'énoncer. Car n'importe la tendance d'appétivité pour un seul ordre d'aliments, il est presque impossible d'admettre qu'un animal quel qu'il soit puisse se nourrir exclusivement et toujours d'une seule chose, à moins que cela ne se vérifie dans les animaux placés en bas de l'échelle.

L'habitude engendrée par le caprice ou par les circonstances, de s'alimenter d'une manière à peu près identique ou extrêmement variée, ne peut ne pas avoir une influence sur l'organisation même et sur la quantité et la qualité des réactifs digestifs, et ainsi créer petit à petit des conditions favorables à la multiplicité ou à la simplicité des appétits. Dans une certaine mesure il est facultatif à l'homme d'être univore ou multivore, et de favoriser conséquemment l'activité de l'organe qui doit sécréter le menstrue dont il a besoin dans le cas d'une nourriture toujours à peu près la même, et de les tenir tous en haleine si la nourriture est variée. Il faut même admettre que si un organe qui ne fonctionne pas risque de s'étioler, il se pourra que l'hypertrophie ou l'étiolement d'un organe ou d'un autre soient la conséquence de la nature et du mode de l'alimentation. On pourrait presque dire que l'homme fait son appareil digestif à l'image de ces appétits et au degré de complaisance qu'il met à les satisfaire.

Les appétits pour un genre d'aliment et la répugnance pour d'autres, les vicissitudes mêmes de ces appétits et leur instabilité, doivent éclairer le médecin sur l'état des organes sécréteurs et excréteurs des menstrues digestifs. Les renseignements que l'on peut puiser à cette source sont très-précieux, car dans le traitemant des maladies il est de la plus haute importance de connaître au juste toutes les plus petites nuances séméiotiques que l'on peut recueillir de l'examen de la digestion et de la manière dont elle s'accomplit. Aussi tous les médecins soigneux se préoccupent-ils de savoir si l'estomac demande de la nourriture, quelle nourriture et comment cette nourriture est digérée. De cette manière on parvient à s'éclairer sur l'existence ou la non-existence d'une indisposition gastro-intestinale protopathique ou secondaire, et à se mettre à même de veiller à l'accomplissement d'une des fonctions des plus importantes de l'économie, comme celle qui se rattache intimement au germe de l'existence que nous savons s'alimenter par le remuement moléculaire, qui ne saurait s'accomplir sans l'ingestion et l'élaboration de nouveaux aliments.

L'importance de l'estomac dans l'exercice de la vie est telle, qu'il n'y a pas d'organismes qui soient dépourvus de cet organe tandis que l'estomac lui seul peut constituer un être vivant. Parmi les animaux inférieurs on peut en citer qui ne sont que des estomacs, sans autre appendice et sans autres organes que le microscope puisse déceler. Et cependant ces mollusques vivent et se propagent ; la vie a donc son berceau dans cet organe, qui n'est peut-être qu'une amplification de ces petites utricules microscopiques creuses qui constituent, avons-nous dit, le premier échelon de l'échelle des êtres. La nature n'a pas fait de spécimens organisés purement de systèmes nerveux ou sanguin, ou musculaire ou autre, tandis qu'elle en a fait de système exclusivement gastrique. L'estomac représente donc la vie, qui peut prendre toutes les tournures que peuvent lui communiquer les divers engins mécaniques qui viennent se placer autour de cet organe, ou planter leurs attaches sur lui. La vie peut effectuer toutes les manifestations qui sont propres à la mise en action de toutes les lois de la physique et de la mécanique (d'après Stahal) ; mais la vie dans son essence est un fait purement chimique, qui s'accomplit dans et par l'estomac, de même qu'il s'accomplit dans l'intimité des tissus comme si ces tissus n'étaient eux-mêmes que des agglomérats de petits estomacs spéciaux. Soit donc que l'on envisage la vie dans l'ensemble de toutes ces manifestations, ou dans chacun de ses détails, à la base de tous ces détails et de toutes les particularités qui les caractérisent, on vient s'arrêter à un fait primitif d'ordre chimique et à un organe qui ne se distingue des cristallisations ordinaires que par les évolutions qu'il accomplit.

Ce que nous n'avons pas fait au premier chapitre de ce mémoire, nous le ferons maintenant sans ambages, en définissant la vie une succession simultanée d'échanges chimiques effectués différemment selon la structure de l'organe ou des organes qui en sont eux-mêmes le matériel. Les manifestations extérieures décorées de la qualification de vitales ne sont que des résultantes, je l'ai dit, de la mise en action des lois physiques et mécaniques, sous lesquelles elles viennent toutes se ranger. Chaque organe, outre la digestion ou l'assimiliation qu'il est obligé de faire pour continuer à vivre, accomplit les fonctions que sa structure comporte et dont l'ensemble constitue cette harmonieuse disposition d'engins que l'on rattacherait volontiers à la présence d'une intervention spéciale, mais qui, analysée, laisse apercevoir une complication des plus prodigieuses (1).

C'est au berceau de la vie que se trouve le point de départ des études biologiques. Toutes recherches sur le mécanisme de notre existence et sur le matériel dont notre organisme se compose doivent être dirigées vers l'assimilation et tous les phénomènes qui l'accompagnent ; c'est un faux pas que la phy-

(1) Il n'y a pas dans les corps vivants deux ordres de forces: les unes qui créent la matière organisée, les autres qui la détruisent en la faisant servir aux manifestations vitales ; il n'y a que des éléments histologiques qui fonctionnent évolutivement, et tous suivant une même loi. (Cl. Bernard).

siologie fait en se prononçant sur la cause de la vie, sans auparavant en connaître les engins qui la manifestent et sans s'assurer si par hasard les ressorts de ce phénomène ne sont pas implicitement compris dans les lois qui régissent la phénoménologie universelle. Sans prétendre aller plus loin que les connaissances actuelles ne le permettent, nous ne croyons pas préjuger la question en présumant que la véritable théorie de la vie doit se présenter avec un caractère de synthèse, pour ne pas donner lieu à une discontinuation par trop abrupte des sciences entre elles (1).

IV. — De la viande crue.

Après avoir exposé le plus complétement et le plus succinctement possible toutes les connaissances anatomiques, biologiques et chimiques que nous croyons indispensables pour l'exacte

(1) Sous le rapport physico-chimique, dit M. Cl. Bernard, la vie n'est qu'une modalité des phénomènes généraux de la nature; elle n'engendre rien, elles emprunte ses forces au monde extérieur et ne fait qu'en varier les manifestations de mille et mille manières.

Dans une note placée au commencement de ce mémoire, il a été question de la flamme vitale comparée à la flamme produite par la fixation de l'oxygène sur un corps qui brûle. Cette comparaison mérite quelques éclaircissements,

Quoique les échanges assimilatifs s'effectuent sur et par les mêmes éléments qu'on rencontre dans la matière brute, ces échanges doivent cependant s'accomplir conformément aux conditions atomistiques des principes qui se transforment. Une différence quelconque dans le mécanisme d'un phénomène imprime à ce phénomène le caractère correspondant à cette différence même. Les caractéristiques sont l'image des procédés d'où elles jaillissent. Si dans la combustion il y a dégagement de chaleur et de flamme par l'absorption de l'oxygène, ainsi que l'ont démontré Lavoisier et Laplace, il est probable que dans les êtres organisés cette chaleur et cette flamme se dégagént sous un autre aspect, sous l'aspect de caractéristique vitale. La source serait la même; mais par la transmutabilité propre au substratum dynamique de la chaleur, il est possible, probable même, que l'extériorité de la résultante soit telle que le comportent les conditions sous lesquelles elle se dégage. Ce n'est qu'en faisant cette restriction que l'on peut comparer la flamme à la vie, car en dernière analyse, quoique la vie reconnaisse la même dérivation de la flamme et soit maintenue par les mêmes conditions chimiques, cette vie ne présente pas absolument le caractère d'un corps en combustion, quoique son matériel le soit d'une manière permanente. Combustion, oui : nous brûlons pour vivre ; mais combustion toujours conforme aux modes d'agglomération et de composition matérielles, car il n'est pas à croire que la vie proprement dite soit identique à l'égard de tous les êtres vivants ni à l'égard de toutes les parties d'un même organisme. Loin d'être la manifestation d'une force agissante, comme le voulait Barthez, ou d'un procédé toujours semblable, la vie n'est qu'un multiple de toutes les résultants des différentes modes à l'aide desquels peuvent s'effectuer les échanges chimiques de la matière organisée.

compréhension du mécanisme de l'élaboration des substances alimentaires, abordons le sujet que nous nous sommes proposé d'étudier, à savoir : l'emploi de la viande crue au triple point de vue de la physiologie, de l'hygiène et de la thérapeutique.

La viande ou chair musculaire des animaux, outre le canevas séreux et tendineux des muscles, contient une substance particulière connue en chimie, depuis peu de temps, sous la dénomination de *fibrine musculaire*, pour la distinguer de la *fibrine du sang*, qui ne présente pas absolument les mêmes caractères chimiques. M. Liebig a démontré que l'action de l'acide hydrochlorique sur cette dernière fibrine se borne à la gonfler et à la transformer en substance gélatineuse, tandis que ce même acide, délayé dans neuf fois son poids d'eau, dissout complétement la première. Cette dissolution a lieu à la température ordinaire ; si, après avoir dissous la fibrine musculaire, on neutralise l'acide, elle précipite pour se redissoudre dans les alcalis en excès.

D'autres caractères chimiques et d'autres réactions en présence des alcalis, des acides et de la chaleur existent et peuvent servir à établir une distinction entre ces deux fibrines, l'une la musculaire très-nutritive, l'autre celle du sang, beaucoup moins nutritive, parce qu'elle est fort peu assimilable ou point du tout, d'après l'avis de quelques chimistes. On aurait pu aboutir aux mêmes conséquences pour peu que l'on eût réfléchi que le sang n'étant pas la dernière transformation de la substance alimentaire, sa fibrine aussi ne saurait être identique à la fibrine musculaire, ne le devenant qu'à la suite d'une modification qui implique une variante dans sa composition chimique. L'empirisme, d'ailleurs, avait explicitement démontré une différence très sensible dans le degré de nutritivité du sang et de la viande, car personne n'ignore que le sang constitue un aliment qui n'est recherché que par ceux qui ne peuvent se nourrir qu'à bon marché.

Si nous faisons cette remarque, que les prix de boucherie à défaut d'autres notions auraient pu nous suggérer, c'est que des chimistes et des physiologistes, ne tenant aucun compte des caractères chimiques de ces deux substances, ou ne donnant aucune valeur à la circonstance physiologique que la fibrine du sang n'est pas encore fibrine des muscles, ont confondu l'une avec l'autre en les envisageant comme identiques.

Aujourd'hui on est complétement revenu de cette erreur. Ce que MM. Robin et Verdeil ont fait au point de vue chimique, Magendie l'a établi au point de vue de la physiologie. Ce célèbre expérimentateur a prouvé que la fibrine du sang délayé dans de l'excellent bouillon de viande n'a pas suffi pour nourrir un chien qui s'est décidé, après quelque temps, à ne plus en vouloir. Cela prouve du même coup que la fibrine du sang jouit d'une propriété analeptique très-faible, et que le bouillon même qui tient en dissolution les principes solubles de la viande est un aliment fort médiocre. Des animaux nourris de viande inférieure se sont bien portés, et ne se sont jamais refusés à en prendre. Magendie conclut que la propriété nutritive de la viande musculaire l'emporte de beaucoup sur celle de la fibrine du sang, qui cesse d'être nourrissante au bout de 100 à 126 jours.

En nous rendant un compte exact de ce qui se passe dans la fibrine musculaire mise au contact des réactifs et de la chaleur, nous pourrons constater que le plus haut degré de nutrivité de la viande est représenté par la viande crue. Les acides et les alcalis en modifient sensiblement les propriétés chimiques et physiques : ils nuisent donc au degré de sa propriété nutritive. Je ne sais, en effet, à quoi ressemblerait un aliment, préparé en faisant dissoudre la fibrine dans les acides ou dans les alcalis.

Le réactif principal qu'il intéresse de connaître est la chaleur, ou autrement ce qui est plus important à déterminer, c'est l'action de la chaleur sur la viande, puisque généralement on se nourrit de viande cuite. Eh bien ! la fibrine bouillie dans l'eau à 100° n'est plus ce qu'elle était à l'état cru : elle devient, par cuisson, un produit altéré de la substance organique qui s'approche de la gélatine, et conséquemment d'une propriété nutritive beaucoup moindre.

Par la cuisson de la viande dans l'eau, l'eau se charge de plusieurs principes qui accompagnent la fibrine ; ce sont : l'albumine, la créatine, la créatinine, l'inosate de potasse, le chlorure de sodium, les principes sapides et aromatiques ; mais la fibrine, qui est à peu près insoluble dans l'eau, s'y détériore, au détriment de ses propriétés nutritives. Ainsi on aurait tort de croire que le bouillon et le jus de viande cuite contiennent des principes essentiellement nutritifs. Ces liquides ne contiennent que les produits empyreumatiques, qui ne jouent qu'un rôle secondaire et stimulant l'organe du goût, en excitant la sécrétion de la salive et des sucs gastriques. Aussi c'est avec raison qu'on a dit que le bouillon soutient, mais ne nourrit pas, manquant de substances organiques (1). Les mangeurs intelligents débutent toujours à leur repas par un bouillon ou

(1) Robin et Verdeil, *Chimie pathologique*, t. III, p. 361.

Pour s'inscrire en faux contre l'assertion de ces deux savants, il ne faudrait pas invoquer le *bouillon américain*, car ce serait appuyer son objection sur une locution fautive. Cette préparation n'est pas du bouillon, n'étant pas un décoctum, et n'admettant pas l'intervention de l'eau qui est le menstrue

un potage, moins en vue de se nourrir que de préparer les menstrues déstinés à digérer ce qu'ils mangeront après.

La viande rôtie conserve tous les principes qui sont solubles dans l'eau et qui la rendent sapide et parfumée : sous ce point de vue la viande rôtie est plus nourrissante que la viande bouillie. La viande rôtie n'échappe pas non plus aux précédentes considérations relatives à la fibrine musculaire, celle-ci modifiant sa composition chimique par l'action de la chaleur sèche aussi bien que par l'action de la chaleur humide. Voilà pourquoi il est généralement reçu qu'un rôti est d'autant meilleur et d'autant plus digestible qu'il est peu cuit, qu'il est, comme on dit, saignant.

De ce que nous venons de dire, et que nul n'ignore, on peut en inférer qu'il faut peu de choses pour altérer la composition chimique de la fibrine musculaire, ce qui, d'ailleurs, s'observe à l'égard de toutes les substances animales. Cela se conçoit, lorsque l'on réfléchit que les principes immédiats des animaux se tiennent pendant la vie dans un état pour ainsi dire permanent de transformation. Leur constitution est donc fugitive, instable au plus haut degré pendant la vie, et leur instabilité persiste encore après la mort, d'où les difficultés que présente la conservation des substances alimentaires animales.

Il s'agirait maintenant de déterminer théoriquement si la viande devient plus nutritive et plus digestive par la cuisson, ou si en cuisant elle ne perd pas en partie ces deux propriétés. Pour répondre à cette question, la théorie a besoin de s'éclairer de l'observation et de l'expérience, je veux dire de l'empirisme, qui témoigne incontestablement de la supériorité de la viande crue pour ce qui est de sa double propriété nutritive et digestible. Si l'usage veut que l'on donne la préférence à la viande cuite, c'est que celle-ci est plus parfumée et plus sapide. Il ne faut pas confondre ce qui est agréable au palais avec ce qui est utile à l'organisme et facile pour l'estomac ; et certes on se tromperait du tout au tout si du goût exquis d'une substance alimentaire quelconque on voulait en inférer le degré de digestibilité et de ses propriétés nutritives.

Ceci nous autorise à penser que toutes les préparations de viande obtenues au moyen de la chaleur ne sauraient soutenir la comparaison avec la viande à l'état de crudité. On peut, au moyen de divers modes de cuisson, préparer des bouillons, des conserves, des gelées, des tablettes, des extraits d'une saveur

propre aux bouillons. C'est du jus de viande, c'est de la viande liquéfiée pour ainsi dire à une température beaucoup an-dessous de l'eau bouillante : mais il n'est pas plus bouillon que n'est bouillon le jus de rôti obtenu même par l'addition d'une petite quantité d'eau.

plus ou moins agréable au palais ; mais, sans contredit, toutes ces préparations ne conserveront pas le degré de nutritivité qu'a la viande crue d'où on les tire, et ne seront pas aussi digestibles. Si les préparateurs de formules médicamenteuses et alimentaires s'adressent de préférence au palais qu'à l'estomac, le médecin ne saurait oublier que la condition la plus importante est de nourrir, et avec le moins possible de déperdition de forces digestives.

Concluons donc que pour les animaux carnivores et pour l'homme, au point de vue de l'alimentation et de la digestibilité, la viande crue l'emporte sur toute autre substance alimentaire.

V. — Modes d'administration de la viande.

Rien de plus altérable que la viande crue, avons-nous dit, et rien de plus dégoûtant à ingérer lorsqu'elle a commencé à subir un premier degré de fermentation putride. Heureusement que la viande est la base de l'alimentation publique, et que, particulièrement dans les centres de population, on peut toujours s'en procurer de la fraîche.

Il ne nous appartient pas de porter un jugement sur le degré de puissance alimentaire des diverses préparations dans lesquelles on a cherché à condenser, sous un petit volume, les principes alibiles de la viande crue. Ce genre de recherches nous entrainerait à franchir les limites de notre programme, et en outre, à moins de les désapprouver toutes, on pourrait nous soupçonner de partialité en faveur de celles qui nous paraîtraient les meilleures. Conséquemment, nous nous interdisons toute appréciation à ce sujet, notre but n'étant que d'épuiser toutes les particularités qui se rattachent à l'emploi de la viande crue, telle que la boucherie nous la donne, et non de la viande crue ou cuite préparée ou conservée d'une manière quelconque.

Tout le monde sait que la chair musculaire fournie par un animal n'est pas également nutritive et digestible. Les diverses qualités de viande ont été soumises à une classification bien connue par les vendeurs et par les acheteurs, ce qui nous dispense de nous en occuper, pour ne pas empiéter sur les attributions du boucher et de la ménagère. Qu'il suffise de dire que la meilleure viande à l'usage des malades est celle qui est connue sous la dénomination de *filet* comme étant la plus délicate et la plus riche en fibrine musculaire. Ce n'est donc qu'à défaut de celle-ci que l'on doit se servir d'autres qualités de viande.

Quelle que soit la qualité qu'on aura choisie, il faudra la

monder le plus lestement possible soigneusement de toutes les parties graisseuses, aponévrotiques, tendineuses, et ensuite il conviendra de la hacher menu, et au besoin de la piler dans un mortier de bois ou de verre. Réduite à l'état de pâte, on pourra l'enrober de sucre ou d'une gélatine végètale, pour parer à la répugnance qu'elle inspire, ou l'ingérer tout de suite délayée dans de l'eau sucrée, ou mieux dans du bon bouillon.

Deux de mes malades se sont ingéniés à trouver moyen de tromper leur palais, et du même coup ils se sont faits les inventeurs de deux modes divers d'administrer cet aliment, et que nous recommandons aux médecins. L'un d'eux a imaginé d'exprimer le jus de la viande aussitôt pilée à l'aide d'une petite presse, de sucrer le produit qu'on en obtenait, et de l'aromatiser avec quelques gouttes de rhum ou de kirch, ou d'eau de fleurs d'oranger. Il a réussi, de cette manière, à isoler la partie parenchymateuse de la viande de toutes les parties membraneuses et séreuses qui la contiennent, c'est-à-dire à extraire des muscles ce qui représente la quintessence de leurs propriétés nutritives.

Un autre malade a adopté de manger la viande crue sous forme de soupe, en la hachant en petits morceaux gros comme des fèves, et la délayant ensuite dans du bouillon un peu plus que tiède pour pouvoir l'ingérer sans que la chaleur nuise à son intégrité constitutionnelle. Aussi longtemps qu'il a persisté à se nourrir de cette manière, il n'a jamais éprouvé le moindre dégout, bénéficiant même de la loi de l'habitude, d'après laquelle nous finissons par trouver agréable ce que, de prime abord, on ne pouvait affronter sans une vive répugnance.

Voilà les modes d'administration que l'on peut adopter pour nourrir les malades à l'aide de la viande crue. Toutes additions en vue d'en faciliter la digestion seront superflues, à moins qu'ayant affaire à des estomacs délabrés outre mesure, le médecin ne croit convenable de donner simultanément quelques prises de pepsine ou de lactates alcalins.

La quantité est indéterminable, devant nécessairement varier selon une multitude de circonstances que le médecin seul peut apprécier. Cependant on peut fixer pour règle générale de commencer par de petites doses, souvent répétées, pour les augmenter graduellement au fur et à mesure que l'appétit se réveille et que la digestion s'accomplit facilement.

VI. — Hygiène et thérapeutique de la viande crue.

La fibre musculaire, mondée de toutes ses parties tendineuses, graisseuses et aponévrotiques, est, avons-nous dit, l'aliment le plus alibile et le plus digestible, pourvu qu'on l'emploie à l'état de crudité. Ces deux propriétés ont fait réfléchir M. Weiss (de Saint-Péterbourg), et avec lui ont réfléchi bon nombre de médecins, sur la convenance qu'il y a de nourrir les malades avec de la viande crue. Depuis une vingtaines d'années, cet aliment tend de plus en plus à s'accréditer en médecine, et désormais on peut se flatter que la thérapeutique a fait une véritable acquisition en l'adoptant. Nous n'en voulons pour preuve que les communications faites à l'académie par M. le professeur Fuster (de Montpellier), qui à l'aide de cette nourriture, assure avoir guéri plusieurs centaines de malades phthisiques, et les éloges qu'ont prodigués à la viande crue MM. Piorry et Trousseau. Dans les mains de ces habiles médedecins, cette substance, d'aliment qu'elle est, s'est transformée en un véritable agent thérapeutique, son emploi ayant donné des résultats cliniques indiscutables.

C'est peut-être aller un peu trop loin que de considérer la fibre musculaire comme médicament, par le fait seul qu'elle peut guérir des maladies. Je sais que la thérapeutique emprunte à toutes les sources ses moyens curatifs ; mais nul n'ignore que les moyens qu'elle emploie n'agissent pas tous directement contre l'essentialité, pathogénique, ce qui est le propre des substances médicamenteuses. Les médicamenfs proprement dits n'ont pas la faculté de nourrir, n'ayant que celle de modifier en plus ou en moins, ou d'une manière spéciale les actions organiques. Les alimeuts à leur tour, peuvent guerir des maladies ; mais sans contredit, ce n'est pas par le même mode d'action des médicaments. On guérit des maladies au moyen de la diéte lactée, et par d'autres régimes de nourriture exclusifs; j'ai vu des malades faire la base de leur alimentation de melons, de courges, de fraises, de pêches, de cerises, de raisins, et s'en trouver contents; mais que je sache, tous ces fruits ne sont considérés par personne comme des médicaments. Ces fruits et le lait même ne sont que des moyens hygiéniques qui acquièrent, par l'opportunité de leur application, le pouvoir de contribuer à la réintégration fonctionnelle de l'organe ou des organes qui sont le siége des maladies. Ce n'est pas poür le plaisir d'ergoter, sur la valeur des mots que nous voudrions que l'on respectât les limites établies par les définitions reçues de l'aliment ou du médicament (1); c'est que dans cette circonstance, comme toutes les fois qu'il s'agit de traiter une maladie par une substance alimentaire, le médecin ne peut atteindre son but que d'une manière indirecte ; mais en revan-

(1) La notion de *médicamant* s'applique, à proprement parler, à toute matière qui *n'ayant pas la faculté de nourrir comme aliment réparateur*. à celle de modifier, etc, (Nysten, *Dictionnaire de médecine et de chirurgie*).

che, par les résultats mêmes qu'il obtient, il peut s'éclairer sur la nature de la maladie qu'il a à traiter et sur les indicaiions séméïotiques auxquelles il est obligé de façonner son traitement. De cette manière nous aurons quelques remèdes de moins: ce n'est pas un mal ; mais en compensation, nous éviterons de tomber dans la faute empirique de croire que parce qu'une substance quelconque guérit une maladie, il faut l'envisager comme un médicament. Laissons à l'hygiène les substances alimentaires, et lorsqu'il nous arrive de les appliquer avantageusement dans le traitement d'une maladie, tâchons de nous rendre compte du mécanisme au moyen duquel elles peuvent coöpérer à la guérison, indépendamment de toute action médicamenteuse.

Cela dit, poursuivons. La fibrine musculaire appartient, ainsi que nous l'avons déjà signalé, à la catégorie des aliments plastiques, reconstituant nos tissus. ou autrement fournissant à nos tissus, un sang élaboré d'une manière convenable pour une assimilation normale. C'est donc plus particulièrement dans les maladies consomptives que ce genre d'alimentation peut convenir ; dans celles où les pertes organiques dépassent les subventions assimilatives; en un mot, cet aliment est indiqué toutes les fois qu'il y a besoin d'augmenter le matériel de la nutrition. Une substance qui, dès son entrée dans l'estomac, est transformée en chyme du bonne qualité, le sera probablement en excellent chyle pour l'être ensuite en lymphe et en sang, jouissant de tous les attributs qu'exige une assimilation correcte. Cela se conçoit aisément. Les forces organiques se dégagent parallèlement aux échanges chimiques de la matière vivante, et subissent des variations correspondantes à la manière d'après laquelle ces mêmes échanges chimiques s'accomplissent. Sydenham voulait que le médecin n'oubliât jamais les forces de ses malades; nous dirons qu'il doit avoir soin de l'assimilation, car ce travail assimilatif, qui est la base de la vie, prend toujours une part quelconque aux souffrances organiques, toutes les fois que ses aberrations ne sont pas par elles-mêmes la cause prochaine de la maladie. On voit de quelle importance thérapeutique doit être une alimentation riche en principes alibiles et facile à digérer.

Mais comment, me demandera-t-on, se comporte la fibre musculaire à l'égard de l'estomac, ou comment l'estomac réagit-il en présence de la fibre musculaire pour la digérer aussi promptement que facilement? Est-ce que la fibrine a la propriété de favoriser la sécrétion du menstrue chimique qui lui suffit, ou bien entraîne-t-elle, à l'état de crudité, un peu d'albumine fraîche, que l'on sait appartenir au nombre des substances catalytiques, sinon des ferments? Nous sommes obligés d'avouer ne pouvoir répondre à cette demande, qui implique des connaissances qui ne sont pas à la portée de la science actuelle, et auxquelles nous ne saurions suppléer que par des suppositions. Contentons-nous des données que l'empirisme nous fournit à ce sujet, et constatons que des estomacs qui ne digèrent plus aucune substance alimentaire s'accomodent très-bien de la fibrine musculaire, et que l'usage de celle-ci pendant quelque temps a pour résultat de ramener l'appétit, et avec l'appétit les forces suffisantes pour fonctionner normalement. Les rares exceptions que l'on rencontre n'ôtent rien à la portée de notre appréciation générale de la fibrine.

Dans tous les cas où il suffira de nourrir le malade pour le guérir, ou de régulariser les fonctions de l'estomac, l'action de la fibrine musculaire crue se confond avec l'action médicamenteuse, car l'alimentation seule joue le rôle de remède toutes les fois qu'elle est appliquée opportunément.

M. Weiss, en administrant la fibrine crue à des enfants diarrhéiques, peut-être a moitié épuisés, prescrivait un matériel nutritif facilement chymifiable, c'est-à-dire présentant les conditions favorables aux autres transformations qu'il doit subir par la suite. Ce médecin régularisait la fonction pour ramener l'organe dans les limites physiologiques : manière indirecte de traiter les maladies qui peut recevoir d'utiles applications. Dirons-nous pour tout cela que la fibrine musculaire est un anti-diarrhéique ?

M. Fuster, alimentant ses phthisiques au moyen de la viande crue, pourvoit à une bonne assimilation, qui est, avons-nous dit, la condition principale de la vigueur des organes, cette vigueur pouvant à son tour contribuer à rendre normale une fonction maladive. Ce n'est donc qu'indirectement que le professeur de Montpellier a pu guérir quelques phthisiques en les nourrissant avec de la viande crue qui, directement, n'a aucune action thérapeutique ni contre la phthisie, ni contre tout autre maladie de quelque importance. On peut en dire autant de tous les résultats plus ou moins authentiques rapportés de temps en temps par les journaux de médecine, d'après lesquels la viande crue est envisagée comme un *aliment-médicament*, et qui en réalité n'est qu'un *médicament hygiénique*, en tant qu'il est nutritif et digestif (1).

(1) Quoique l'huile de morue et le lait d'ânesse nous fournissent un exemple de deux substances alimentaires qui, dans bien des cas, jouent le rôle de médicaments, il ne faudrait pas croire qu'il en soit de même de la chair musculaire. Une telle assimilation manquerait de rigueur scientifique par la raison que le lait d'ânesse contient beaucoup de petit-lait qui le rend laxatif et beaucoup de sucre de lait que l'on sait être un remède pectoral. D'autre part, l'huile de morue contient par litre de 30 à 40 milligrammes

Quoiqu'en concluant ainsi nous sortions une fleur à la couronne de la viande crue, nous nous plaisons cependant à reconnaître qu'il y a convenance, dans la plupart des maladies à longue durée, de nourrir les malades pour soutenir les forces et pour alimenter la source de la vie. Nous n'hésitons pas conséquemment à placer la fibrine des muscles au premier rang parmi les ressources que la médecine peut emprunter à l'hygiène soit que l'on veuille reconstituer le matériel des organes détériorés par maladie ou par manque d'une alimentation convenable, soit que l'on ait à traiter une dyspepsie ou une inappétence pour toutes sortes d'aliments.

De même que le repos, un air pur, une température moyenne et autres précautions hygiéniques contribuent puissamment à la guérison des maladies autant et peut-être plus que les médicaments mêmes, une alimentation analeptique et en même temps digestible ne saurait ne pas avoir une influence considérable sur la réussite d'un traitement quelconque. Dans maintes circonstances l'alimentation peut décider de la guérison, et dans ce cas un moyen hygiénique jouera le rôle d'un médicament, sans pour cela qu'on doive changer sa place dans l'hygiène contre une place dans la thérapeutique. Si sous un certain point de vue les médicaments sont hygiéniques parce qu'en définitive ils rétablissent la santé, les ressources de l'hygiène peuvent par elles-mêmes parvenir aux mêmes résultats ; mais si cela autorise à dire que le médecin peut profiter de toutes choses pour arriver à son but, on n'est certainement pas autorisé à décorer de la qualification de médicaments les aliments, quel que soit l'avantage thérapeutique qu'il veut produire.

Ces généralités suffiront aux médecins intelligents pour les guider dans l'administration de la viande crue, ce qui nous dispense d'entrer dans l'énumération détaillée de tous les cas particuliers où il peut être utile d'avoir recours à ce genre d'aliment. Une dernière remarque cependant à ce sujet : toutes les indispositions locales ou générales de l'organisme ne comportent pas exclusivement l'usage de la viande crue ; dans bien des cas l'estomac ne la digère pas et le palais se refuse à lui donner passage, tandis que sont tolérés certaines fécules, les substances laiteuses et certains mets albumineux. Souvent il faut tâtonner pour trouver ce qu'il convient aux malades, et plus souvent encore il faut que même dans cette circonstance le médecin se rappelle le précepte de Baglivi : *Medicus si natu-*

d'iode et je ne sais pas combien de phosphore, qui sont des substances médicamenteuses très-actives. Le lait et l'huile, dans ce cas, ne sont médicamenteux que parce qu'ils sont le véhicule de substances médicamenteuses. La fibre musculaire, quelle substance d'ordre thérapeutique contient-elle ?

ræ non obtemperat naturæ non imperat. Heureusement que les tâtonnements, en fait de nourriture, s'ils sont faits avec toutes les précautions, n'entraînent pas à des conséquences préjudiciables.

Voilà le point où nous croyons que sont arrivées les sciences physiologiques, chimiques, thérapeutiques, hygiéniques, au sujet de la viande crue, et de son principe essentiel, la fibrine musculaire. La chimie nous la présente comme un aliment plastique azoté, facile à s'altérer. La physiologie et l'hygiène nous la recommandent comme le plus nutritif et le plus digestible des aliments ; la thérapeutique la place dans le nombre des moyens indirects capables de contribuer puissamment à la guérison de maintes maladies, et quelquefois d'être l'auteur principal de cette guérison. L'empirisme enfin nous témoigne de la justesse de nos appréciations théoriques en nous présentant des cas de guérison exclusivement dus à l'usage de la fibrine musculaire.

Je ne sais si à l'égard de la viande crue la science a devancé la pratique, ou bien si l'empirisme n'a pas inspiré la science. La solution de cette question n'est pas assez importante pour nous y arrêter. Peut-être M. Weiss, le premier à notre connaissance qui ait préconisé l'usage de la viande crue, s'est-il prévalu des notions divulgués par la chimie organique, peut-être a-t-il fait oomme beaucoup d'autres font, a-t-il essayé de ce moyen, sans autre but que celui d'essayer.

Quoiqu'il en soit, la médecine est heureuse d'enregistrer une ressource hygiénique qu'elle peut transformer dans quelques circonstances en expédient curatif. Plusieurs médecins jouissant d'une grande célébrité, s'en sont préoccupés, l'ont prescrite et en ont été très-satisfaits. On pourrait même croire qu'à l'heure qu'il est tous les médecins l'ont essayée, et il est à présumer qu'ils seront parvenns à se convaincre que si la viande crue n'est pas toujours applicable, elle a cela de commun avec tous les agents de l'hygiène et de la thérapeutique de ne l'être que dans des cas déterminés. C'est la science et l'œil médical des hommes de l'art qui créent l'opportunité, et qui, selon que cette opportunité est bien ou mal établie, font et défont les actions hygiéniques et thérapeutiques des agents de l'une ou de l'autre catégorie. Les médicaments réussissent ou échouent selon qu'ils sont administrés à propos ou à contretemps ; et lorsqu'ils échouent, ce n'est pas toujours la faute des médicaments.

Que l'on en dise autant de la fibre des muscles, et l'on se placera ainsi dans une situation d'esprit la plus convenable pour juger impartialement de l'importance des services qu'elle peut rendre, sans les atténuer et sans les amplifier outre mesure.

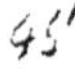

www.ingramcontent.com/pod-product-compliance
Ingram Content Group UK Ltd.
Pitfield, Milton Keynes, MK11 3LW, UK
UKHW021038180726
13838UKWH00004B/1877

9 782329 430324